OBSERVATION
DE
MEDECINE,

SUR UN REMEDE SYMPATHIQUE contre le Rhumatisme simple ou gouteux, & les Maladies qui arrivent par le défaut de transpiration:

AVEC LA DESCRIPTION de ce Remède, & les précautions nécessaires pour son usage.

Par Mᵉ LOUIS-JEAN LE THIEULLIER, *Docteur-Régent de la Faculté de Médecine en l'Université de Paris, Conseiller du Roi, Médecin ordinaire de Sa Majesté en son Grand Conseil, en la Prévôté de son Hôtel & Grande Prévôté de France, Membre de l'Académie Impériale des Curieux de la Nature, & de l'Académie Royale des Sciences de Madrid, &c.*

A PARIS, RUE S. JACQUES,

Chez { DURAND, à S. Landri.
LAMBERT, au Livre d'or.

M. D. CC. XLIX.

Avec Approbations & Privileges du Roi.

AVERTISSEMENT.

LORSQUE je donnai au Public cette Obſervation ſur une Poudre ſympathique, je crus qu'il ſuffiroit de la faire imprimer à la ſuite du quatriéme volume de mes Conſultations, afin que Meſſieurs les Médecins ſeuls en fiſſent l'uſage que les circonſtances pourroient indiquer : c'eſt par cette raiſon que je ne la fis ni annoncer, ni diſtribuer ſéparément. Un de mes Confreres, inſtruit du deſſein où j'étois de publier ce Remède, crut devoir me prévenir, & il eſt aiſé d'en deviner le motif.

Si l'empreſſement de M. DIONIS n'eût eu pour but que l'avantage public, il eût été digne de louange, & j'aurois été le premier à lui en payer le tribut. Mais il ſera difficile à ceux qui liront ſa Lettre, de ſe perſuader que ce fût-là ſon idée. Il ſemble que ſa Lettre faſſe entrevoir le deſſein de m'attaquer perſonnellement, & pour avoir plus beau jeu, il me prête des ſentimens dont je craindrois de l'accuſer lui-même, quoique je fuſſe peut-être mieux fondé. Il me ſuppoſe, en ſecond lieu, un Ouvrage dans lequel on croiroit qu'il a puiſé les titres d'accuſation qu'il forme contre moi, tandis qu'il n'a paru que ſix ſemaines après. Il ne lui étoit donc pas poſſible de ſçavoir, ſi je m'annoncerois, ainſi qu'il le fait entendre, comme ayant ſeul ce Remède. On eſt ſujet à l'erreur quand on juge des hommes d'après ſes propres ſentimens : il n'eſt pas étonnant que M. *Dionis* ait été trompé ſur les miens.

Que la poſſeſſion de ce Remède ait fait naître quelque conteſtation entre les Sieurs *Maurain* & *Daliez*, c'eſt aſſurément ce dont je n'ai pas dû m'inquiéter; mais devois-je ſoupçonner que je m'y trouverois impliqué?

Moi, qui ai dit expressément: (a) *J'avoue que je n'en suis pas* SEUL POSSESSEUR, *& que* DANS LE MESME TEMS, *il a été confié, non-seulement à M. Maurain, Maître Chirurgien de S. Côme, &c. mais encore à M. Daliez ; Maître Apothicaire : & de-là à quelques personnes moins capables d'en conduire l'administration......* Est-ce là s'annoncer comme seul possesseur, ainsi que l'insinue adroitement M. *Dionis* ? Ne sçavoit-il pas alors, comme à présent, qu'on perd la propriété d'un Reméde, quand on le rend public, quand on l'a partagé *dans le même tems*

(*a*) Consultations de Médecine, Tome IV. page 288. Année 1746.

avec plusieurs autres, quand enfin on ne se fait aucune réserve? C'est du moins par-là que je ne me suis point trouvé en concurrence avec lui. En fait de Remédes secrets, on me connoît assez pour croire que je ne m'y trouverai jamais; il auroit sur moi trop d'avantages.

On attend ordinairement qu'un Ouvrage ait paru, pour en faire la Critique; quoique ce soit le parti le plus sage, ce n'est pas celui qu'a cru devoir suivre M. *Dionis*, (*a*) ses secrets l'ont

(*a*) La Lettre de M. Dionis est du 10. Mars 1746. Les Approbations de la Faculté sont du 1. & du 2. Juin suivant. Elle a été publiée le 3. Les Approbations de mes Censeurs du 22. Mai n'ont eu la signature de M. le Doyen de la Faculté que le 9. de

trompé, s'il croyoit en avoir aussi pour me deviner. Au surplus, si l'on est étonné que j'aye été prévenu, mon retard ne doit pas être mal interprété; il faut l'attribuer aux justes précautions que j'ai jugé à propos de prendre, pour joindre aux Approbations & aux Eloges que Messieurs les Examinateurs de la Faculté ont bien voulu m'accorder, le Jugement respectable d'un Censeur Royal, & l'autorité d'un Privilége du Roi. M. *Dionis* a eu sans doute quelques raisons pour se dispen-

Juin. Le Privilege du Roi n'est signé que du 23. du même mois; il n'a été registré sur le Registre de la Chambre Royale des Imprimeurs que le premier Juillet; & par conséquent l'Observation n'a pu être distribuée que dans le cours du même mois.

ſer il y a trois ans d'une partie de ces formalités. Je n'ai point imaginé que ſa Lettre, qu'une ſimple formule ou recette de ce Reméde, tel qu'il lui eſt venu du ſieur *Daliez*, dont il fait tant valoir la dextérité ; que ſon affiche enfin fût ſuſceptible d'une ſeconde Edition ; & je comptois n'oppoſer à ſa Critique prématurée, que la petite Note jointe à mon Obſervation inſérée, ainſi que je l'ai déja dit, à la ſuite du quatriéme volume de mes Conſultations : mais comme ce dernier Ouvrage peut ne point être auſſi répandu que je dois le ſouhaiter pour ma juſtification, & pour l'intérêt public, j'ai cru devoir imiter M.

Dionis dans cette occaſion ; (ſans néanmoins que cela puiſſe tirer à conſéquence,) & faire réimprimer mon Obſervation, telle que je l'ai donnée en 1746. J'y ai ſimplement ajouté cet Avertiſſement que j'ai cru néceſſaire pour déſabuſer ceux qui auroient pu, ſur la lecture de la Lettre de M. Dionis, prendre contre moi quelques impreſſions déſavantageuſes.

P. S. M. Dionis m'excusera, si je lui ai rappellé des Conseils généraux dont il paroît s'être écarté. C'est la seule vengeance que je prétends tirer de toutes ses imputations ; je n'y serai jamais assez sensible pour manquer à ce que je me dois. *Virum imò fortem excitat ad virtutis exercitium alieni livoris aculeus...* Orat. pro Vesper. pag. 452. & je lui proteste de ne plus rentrer en lice avec lui ; soit qu'il m'attaque dans des Ouvrages anonymes, ou dans des Ouvrages avoués. On désarme quelquefois ses ennemis en paroissant les oublier. *Modestia frangit iram.*

OBSERVATION DE MEDECINE.

NE pas comprendre la maniére dont un Remède agit, n'eſt pas toujours un titre légitime pour le rejetter. Il ſuffit d'en connoître la compoſition & les effets, d'avoir des preuves conſtantes de ſon utilité, de la pouvoir aſſurer par des préparations fondées ſur la raiſon & l'expérience. J'oſe même dire que c'eſt alors une des plus honorables prérogatives de la Médecine, de ſçavoir, malgré de profondes obſcurités, établir avantageuſement des conjectures.

La Composition dont je fais part au Public, ou une semblable, a longtems excité son admiration par des cures extrêmement brillantes ; mais son usage hazardé dans toutes circonstances, s'est trouvé quelquefois ou inutile ou préjudiciable ; & la confiance n'ayant pu devenir universelle, on a volontiers négligé ce qu'on ne connoissoit que par des expériences inégales.

Comme le danger seroit toujours le même, si ce sudorifique étoit abandonné aux préjugés de ceux qui le distribueroient dans la suite sur une espéce de bonne foi mal éclairée ; j'ai cru qu'une découverte heureuse pour les Citoyens, de quelque endroit qu'elle parvînt & fût abandonnée au Médecin, cessoit de lui appartenir, & qu'il en étoit dès-lors comptable à sa Patrie, dont sa Profession le rend conservateur. Je tolére, quoique avec peine, un Charlatan, s'annoncer par un *arcane*, une *Poudre*, &c. ..... ſeules reſſources que lui préſente ſon peu de lumiére, & dont une téméraire indigence dicte en différentes Langues les *Livrets* ou les *Affiches*. Je ne ſçaurois blâmer, & je loue au contraire, un Particulier amateur du bien public, pour le ſoulagement duquel il prodigue généreuſement le fruit de ſes recherches, ou qui, dans un état de fortune bornée, profite avec probité du produit de ſes veilles ; mais il me ſera tojours nouveau qu'un Médecin, ou quelqu'un appartenant à la Médecine, ſe rende propriétaire excluſif d'un reméde, & ſe laiſſe ſoupçonner (trop ſouvent avec juſtice) de raſſaſier ſa cupidité, qui devient la régle du ſalaire qu'il exige.

Quelle ſeroit, en effet, la fortune qui ſe ſoutiendroit contre l'avidité peu vraiſemblable à la vérité des Médecins, ſi d'âge en âge les connoiſſances multipliées dans leur Art, leur euſſent paſſées ſous le ſecret inviolable, avec une entiére liberté de rançonner chaque Malade ? Mais la Religion & le zéle qui les guident, leur ont fait communiquer ſans réſerve les productions de leurs travaux; ils ont formé différens Miniſtres capables d'exécuter leurs projets, & les ont aſſez inſtruits pour ſe reproduire ſous les yeux de leurs Supérieurs. La Faculté de Paris ſur-tout refuſe les honneurs Académiques, ou les ôte à ceux qui s'aviliroient par le plus ſuperficiel *charlatanisme*; la gloire de mériter & de ſoutenir la confiance publique, l'anime dans toutes ſes démarches ? l'intérêt y peut difficilement prendre part, l'équité de ceux qu'elle oblige prévenant preſque toujours le deſir de l'honoraire.

Pour donner quelque ordre à cette Obſervation,

Obſervation, je la partagerai en deux Articles. Le premier donnera une légère idée hiſtorique ſur le Reméde ſudorifique, avec un détail fidéle de ſa compoſition; le ſecond contiendra ſes propriétés, & les précautions néceſſaires dans toutes les ſuppoſitions qui le peuvent rendre utile.

COMPOSITION DU REMEDE

SYMPATHIQUE - SUDORIFIQUE.

IL y a environ dix-huit ans que j'entendis beaucoup parler d'un Particulier qui traitoit pluſieurs Malades, par le moyen d'un ſudorifique, qui paroiſſoit d'autant plus ſingulier, (a) *qu'il ne conſiſtoit ni à rien pren-*

(a) Journal Hiſtorique ſur les Matieres du Tems, Décembre 1745.

dre, ni à rien appliquer sur le corps. Il n'assujettissoit à d'autres servitudes, qu'à celle de recevoir *au premier avertissement* une sueur plus ou moins abondante & plus ou moins durable, selon le besoin. J'appris que le mêlange d'une certaine dose de poudre préparée & d'urine, le tout bouilli ensemble, provoquoit cette sueur si infailliblement, qu'il étoit, disoit-on, facile de guérir des Malades sans leur consentement. Les succès furent contrebalancés; quelques personnes guérirent radicalement, d'autres furent peu soulagées; il s'en trouva un nombre qui sentit le mal augmenter: ceux qui jouissoient d'une bonne santé se mocquérent du guérisseur & des Malades. Enfin la méthode extraordinaire d'un Auteur excessivement borné, ne put faire fortune; il quitta brusquement Paris & ses pratiques, *tous dépens compensés.*

C'eſt le même remède que je fais revivre, & ſans entrer en une explication ſuperflue, je me contenterai de dire que j'ai copié la deſcription que je donne ſur l'original qui m'a été confié pour quelques jours. Je n'y ferai aucune réforme, & je paroîtrai peut-être trop exact, ſans vouloir paſſer pour trop crédule ; je peux ſeulement atteſter les avantages du remède que j'ai fait préparer & adminiſtrer gratuitement, pour ma ſeule inſtruction : d'ailleurs, j'avoue que je n'en ſuis pas ſeul poſſeſſeur, & que dans le même tems il a été confié, non-ſeulement (a) *à M. Maurain, Maître Chirurgien Juré de Saint Côme, demeurant rue de la Culture Sainte Catherine, du côté de la rue Saint Antoine*, mais encore *à M. Daliez, Maître Apoticaire*, & de-là à quelques perſonnes

[a] Voyez le même Journal.

moins capables d'en conduire l'administration. Nous avons, à la fin de l'année derniere, reçu l'un & l'autre ce don d'une main reconnoiſſante des ſervices que nous avions rendus par les devoirs de nos Profeſſions; j'ai vu faire ce partage ſans jalouſie, connoiſſant les ſentimens de M. Maurain; l'émulation nous anime également aujourd'hui; nous payons au Public la dette que nos états nous font contracter. Le Chirurgien propoſe obſcurément, à la vérité, le remède, le Médecin le donne, & l'explique.

Je ne prétendrai jamais faire entendre que M. Maurain ait affoibli cette compoſition, lorſqu'il (*a*) y a *beaucoup ajouté;* je la décris telle qu'elle a été employée pour *M. Pinçonnot* (b) *qui après avoir été, pour ainſi*

[*a*] Journal Hiſtorique ſur les Matieres du Tems, 1745. pag. 416.

[b] *Ibid.*

dire, perclus pendant huit ou dix ans, en a reçu *une guériſon ſi entiere, que depuis quatorze ou quinze ans, il n'a eu aucune atteinte de ſon ancien mal.* Car il eſt conſtant que M. Maurain, âgé d'environ vingt-huit ou trente ans, & Maître Chirurgien depuis l'année 1741. n'étoit pas en état, il y a ſeize ou dix-ſept ans, de donner & d'augmenter un remède; & tant par mon calcul, que par les converſations que nous avons eues ſur ce ſudorifique, il faut qu'il ait commencé ſes additions annoncées dès le jour même qu'il en a copié la recette; c'eſt une obligation qu'on ne lui doit cependant avoir, qu'après l'expérience faite du remède tiré directement de ſa ſource.

POUDRE SYMPATHIQUE pour faire suer.

» SIx onces d'*Assafœtida*, de la
» plus séche,
» Six onces de Litarge d'or,
» Une once de Couperose,
» Demi once de Mercure crud,
» Une once d'Antimoine,
» Une once de Testicule de Castor;
» Le tout mis en poudre subtile. »

PRE'PARATION.

» Il faut piler l'*Assafœtida* dans un » mortier de fer ou de bronze suffisam- » ment grand, & séparément. Il ne » faut pas penser qu'il puisse se mettre » exactement en poudre, il suffit de » le bien mêlanger avec les autres » drogues que l'on aura eu soin de » mettre également en poudre. Cela

» fait, vous prendrez une petite huguenotte garnie de son couvercle, ou bien un pot de terre à feu, vous mettrez le tout dedans, avec environ deux verres d'eau de riviere (*a*); ensuite vous exposerez le pot où sera votre matiere dans un fourneau, à un si grand feu de charbon, qu'il faut nécessairement que le vaisseau, ainsi que la matiere qui doit être calcinée, soient l'un l'autre rouges comme le charbon ardent; cette opération faite, & votre matiere refroidie, vous la retirerez du pot, vous la mettrez en poudre, la plus fine qu'il vous sera possible, & vous en péserez huit onces, qui fait la dose nécessaire pour faire suer. »

MANIERE DE S'EN SERVIR.

» Vous mettrez dans un matras de

[*a*] On auroit tort de supprimer l'eau, elle sert à développer les parties du mixte.

» verre, qui contienne une pinte (a) » mesure de Paris & plus, une chopine » de votre urine, tant de la nuit que » du matin. Il faut observer que le » matras ne soit pas plein, à quatre » ou cinq travers de doigts près; qu'il » faut exactement boucher avec le » liége le col du matras, & le garnir » d'une peau de chamois, qui descen- » de quatre doigts au moins, en outre » le bien ficeler, autrement le bou- » chon sauteroit, quand le matras se- » roit sur le feu, & l'urine partiroit » comme la foudre avec le bouchon. » Vous laisserez infuser pendant vingt- » quatre heures la poudre dans votre » urine avant que de vous faire suer; » & lorsque vous voudrez faire votre » opération, vous mettrez votre ma-

[a] Il faut un matras qui puisse contenir au moins quatre pintes; autrement il casseroit dans le tems de l'opération, par la grande raréfaction des parties.

tras

» tras au feu de sable, bien garni des-
» sous & de tous les côtés, dans une
» terrine : vous placerez votre terrine
» sur un fourneau ou réchaud, avec
» beaucoup de feu d'abord, pour que
» votre urine puisse bouillir tout douce-
» ment; & *(a)* lorsque tout sera disposé
» ainsi, vous vous mettrez au lit, vous
» prendrez deux tasses de Thé, vous au-
» rez soin de vous faire mettre une ser-
» viette autour de la tête, & vous faire
» couvrir comme il convient d'être
» pour suer. Vous demeurerez tran-
» quille dans votre lit, & vous atten-
» drez la sueur, qui sera plus longue à
» venir la premiere foisque les autres.

» Ce remède n'opére qu'une heure
» & demie après que l'urine a com-
» mencé à bouillir. Pour lors se fait
» sentir une douce transpiration, la-

[*a*] C'est à-dire que ce vaisseau soit assez échauffé, pour que le degré de chaleur soit toujours égale, jusqu'à la fin de l'opération.

» quelle devient graduellement de
» plus en plus forte, au point même
» qu'il faut avoir quelqu'un auprès de
» vous pour vous essuyer de tems en
» tems. Vous aurez soin, lorsque vos
» draps & votre chemise seront bien
» mouillés, de vous faire changer de
» chemise ; d'en mouiller une seconde,
» une troisiéme, si vous le voulez, &
» que vous le puissiez ; je veux dire
» par-là, que vos forces vous le per-
» mettent. Ceci fait, vous pouvez
» rester assis dans votre lit, revêtu de
» votre robe de chambre, déjeûner ou
» dîner, si la chose vous fait plaisir,
» laisser refermer les pores, vous ha-
» biller ensuite, & sortir si vous le ju-
» gez à propos. Vous observerez seu-
» lement de ne point prendre de nour-
» ritures crues pendant le tems que
» vous voudrez suer ; vous vous repo-
» serez le sixiéme jour, en prenant
» médecine & gardant la chambre. Le

» lendemain vous recommencerez à » ſuer comme ci-devant, vous vous pur- » gerez le ſixiéme jour de même : vous » reïtérerez juſqu'à parfaite guériſon, » & ſuivant votre ſituation, vous pour- » rez remettre de l'urine dans le matras, » ſi elle ſe conſomme trop. Cette même » compoſition ou mêlange, comme vous » voudrez le nommer, pourroit vous » ſervir un an après, parce que l'urine » acquiére une qualité incorruptible. »

» Vous remarquerez, s'il vous plaît, » qu'après de ſemblables pertes de li- » queurs, vous vous trouverez fort » fatigué ; mais lorſque le ſoir arri- » vera, non-ſeulement vous ſerez » plus allégé, mais même vous ne » ſerez plus du tout fatigué. »

Ce Mémoire ſigné étoit adreſſé & propoſé à la perſonne que j'ai rendue convaleſcente, afin qu'elle s'en ſervît en cas qu'elle en eût encore beſoin, & que ce remede convînt à ſon état.

PROPRIÉTÉS DU REMEDE SYMPATHIQUE SUDORIFIQUE ET *LES PRECAUTIONS*

nécessaires pour son usage.

IL est constant qu'un remède reconnu sudorifique, est utile contre une infinité de maux, pourvu qu'il soit placé avec prudence; que la maniere dont agit la Poudre composée, mise dans l'urine & exposée au feu, ne soit pas exactement compréhensible, ce n'est pas une raison pour la négliger. (*a*) Qu'on n'y trouve rien

[*a*] M. Ucay, Médecin de Toulouse,

qui puiſſe paroître dangereux, ce n'eſt pas un motif de l'employer indiſtinctement. Dès qu'elle provoque certainement la ſueur, il en faut faire uſage, mais avec la même ſageſſe que demande celui de tous les ſudorifiques, puiſque les avantages & les déſavantages lui deviennent communs. Car on voit que des Poudres purgatives particulieres, des diurétiques, des apéritifs, &c. dont quelques Empyriques ſont poſſeſſeurs, deviennent entremêlés de ſuccès tout-à-fait contraires, parce qu'ils ſont donnés comme reméde uni-

dans ſon Traité *de la Maladie Vénérienne*, imprimé en 1699. fait mention d'une Poudre ſympathique, au *Problême xxvij.* qui faiſoit ſuer les malades, en la détrempant avec un peu de ſang qu'on leur tiroit. La compoſition qu'il en donne, eſt différente de la nôtre.

M. Spon le pere, Médecin de Lyon, avoit annoncé un pareil reméde avant M. Ucay, dans ſon Traité *des Fiévres & des Fébrifuges*; mais il n'en a point donné la compoſition, à ce que dit M. Ucay.

verſel, & que pluſieurs de ces médicamens propres à remplir les indications dans différentes circonſtances, n'étant pas livrés à la pratique de la vraie Médecine, produiſent plus de funeſtes que d'heureux événemens.

Comme je n'ai jamais rien lu de ſatisfaiſant, ni de convainquant ſur l'action des remédes ſympathiques, & que je ne préſume pas aſſez de moi-même pour eſpérer plus de réuſſite, je me contenterai de dire, que l'on comprend mieux qu'on ne le peut expliquer, ce que c'eſt que *vertu ſympathique :* mais d'ailleurs n'étant pas Auteur d'un pareil reméde, je n'hazarderai aucun détail ; je me borne ſeulement, en lui connoiſſant les propriétés que j'annonce, ſans vouloir être caution d'une réuſſite toujours égale, à prouver que notre compoſition adminiſtrée ſans préparation & ſans précaution, dans pluſieurs affections rhumatiſmales ou gouteuſes, peut exciter des déſordres importans; que, par conſéquent, c'eſt à tort que l'on dit (a) que *ce puiſſant ſudorifique* joint à d'autres avantages *ceux de ne déranger en rien le malade de ſon régime de vivre ordinaire, & de ne le point empêcher de vacquer à ſes occupations.*

C'eſt contre le rhumatiſme ou ſimple ou gouteux, que l'on oppoſe plus particulierement le mêlange annoncé; c'eſt préciſément le cas qui demande le plus de ſageſſe dans ceux qui entreprennent ſa cure. Cette maladie, quoique plus prochainement dépendante d'une lymphe qui péche, tant par ſa conſiſtence viſqueuſe que par ſon acrimonie, & d'une ſéroſité chargée de ſels, pour ainſi dire cauſtiques, porte néceſſairement une autre cauſe géné-

[a] Voyez l'article cité du Journal.

rale ou eſſentielle, ou ſecondaire, qui eſt une ſtaſe de ſang, par une congeſtion plus ſpécialement déterminée vers quelques parties : *Rheumatiſmus nihil aliud eſt, quàm ſtagnatio maſſæ ſanguineæ circà peculiares corporis regiones. . . . . à congeſtione ſanguinis copioſiore, ad talem locum ſpecialiter directâ, originem ducens.* Juncker. Conſp. Med. Theoret Pract. Tab. 96.

Je dis que la lymphe, que j'appellerai SÉROSITÉ NOURRICIERE, produit en partie le rhumatiſme. Son plus ou moins d'épaiſſiſſement le différencie de la goute, qui marque ſon progrès par des concrétions pierreuſes dans les articulations. J'y ajoûte ſecondement, une ſéroſité que je nommerai SÉROSITÉ ſimplement SÉREUSE : c'eſt celle qui ſert de véhicule aux globules du ſang; & c'eſt auſſi cette partie aqueuſe qui joue le rôle le plus ſenſible dans le rhumatiſme. *Cauſa pro-*

xima & immediata hujus affectûs, est humor serosus, qui propter tenuitatem, partes in tumorem non elevat, &c. River. Prax. Med. lib. 16. cap. 3. & sa mobilité ou son déplacement fréquent & facile des douleurs, léve tout doute sur la force de ce principal Agent : *Quæ repentinæ mutationes nonnisi ab humore mobili, summaque mobilitate prædito fieri possunt.* River. ibid. Mais la stase du sang & la congestion n'entrent pas moins en cause, puisque son arrêt est le principe de l'altération & de la dépravation des liqueurs : *Multus fit pravorum humorum proventus, qui in venis & arteriis diutiùs retenti, pravam quamdam acquirunt corruptelam . . . . . . humores illi pravi & corrupti in venis fervent & ebulliunt, ac postmodum à venis seorsim expelluntur ac veluti evomuntur ; unde nauseosis venarum, satis appositè morbus iste appellari ſolet.* River. ibid. En un mot, quand la diſtribution ralentie du ſang ne produiroit pas d'elle-même une menace d'inflammation ; la qualité ſeule de la ſeroſité néceſſiteroit des criſpations qui l'occaſionneroient infailliblement. *Diſpoſitionem quandam inflammatoriam ex ſeri fervore oriundam.* ibid. Il ne faut donc pas être étonné que tous les Praticiens, d'accord ſur une cauſe générale, qui eſt la pléthore : *Cauſa materialis eſt plethora*, Juncker loc. cit. veulent que la ſaignée, ou toute autre évacuation de ſang, ſoit répétée ſelon le beſoin ; *per venæ ſectiones conveniente loco & tempore inſtitutas : per applicationem hirudinum, ad hæmorroïdes promovendas.* Junck. ibid. *Pluries iteranda eſt phlebotomia, atque adeò utriuſque brachii venæ ſæpiùs erunt pertundendæ .... copioſæ hujus ſanguinis evacuationis utilitatem oſtendit experientia.* River. *loc.*

cit. Pour moi, je n'ai jamais vu de malades douloureusement perclus de rhumatismes, dont la rigueur des accidens n'ait cédé à la saignée proportionnée à la plénitude des vaisseaux, & aux forces du malade ; & si toute autre méthode est imprudente, celle des sudorifiques dans le commencement, dans l'augment, & dans l'état *des accès rhumatismaux*, est d'autant plus dangereuse, que je peux prouver une foule d'exemples de fiévres malignes, d'hémorragies, & de morts même, par la négligence & l'omission de la saignée dans ces conjonctures. *De sudorificis idem dicendum est quod de purgantibus jam dictum, ea nimirum in principio, augmento & statu non esse proficua ; imò verò plurimum nocere ; quod vulgares Medici experiuntur, qui veri catarrhi specie delusi, & morbi pertinaciæ pertæsi, ad sudorifica confugiunt ; unde morbus ger-*

minatur & dolores intenduntur. River. *loc. cit.*

Les sudorifiques, selon moi, ne peuvent donç avoir lieu que pour prémunir contre de nouvelles attaques, dans un état de tranquillité actuelle, ou dans les déclins des accès : alors, après des préparations suffisantes, comme préservatif, on peut employer le sudorifique sans saignée, si les vaisseaux ne sont pas trop pleins ; comme curatif, il ne peut jamais tenir lieu, ni dispenser de la saignée, ou de quelque évacuation de sang ; comme du flux hémorroïdal, procuré par l'application des sangsues dans les personnes sujettes aux hémorroïdes ; à quelque embarras de foye, &c. *Sudoribus sæpè morbus iste terminatur ...... in declinatione post debitas purgationes, nullâ febre præsente, plurimùm conferre possunt.* River. *loc. cit.* Voilà certainement des conditions qui doivent faire loi chez toute personne sensée, & qui cependant *ne dérangent pas peu le malade de son régime de vivre ordinaire.*

Pour peu qu'on fasse attention à la maniere dont agit un sudorifique, on tombera d'accord qu'il fait raréfier les liqueurs, qui occupent par conséquent alors plus de volume dans les vaisseaux; il faut donc comprendre que si les vaisseaux du malade étoient déja suffisamment remplis, soit par l'abondance, soit par le mouvement impétueux des fluides, l'*orgasme* que produit un sudorifique, peut occasionner quelque hémorrhagie symptomatique, ou quelque dépôt intérieur. Ajoutons que le sang contracte encore une consistence visqueuse, par la grande dissipation qui se fait à travers les pores de la peau; que c'est un nouveau moyen d'engorgement & d'obstruction. *Sudores nimii, multùm liqua-*

minis subtrahendo sanguinem, adhuc magis spissum reddunt. Juncker. Med. Theor. Pract. Tab. 13. On peut dire la même chose, & une égale crainte se trouvera fondée : si les humeurs viciées surabondent dans le malade, ou si elles sont dans le cas d'épaississement, elles ne sont certainement pas disposées à s'échapper par la voie de la sueur. *Humores illi præsertim observantur inepti, qui vel sunt valdè viscidi, vel cum viscidis commixti, à quibus proinde nequeunt secedere, nî adjunctorum visciditas priùs incidatur.* Franc. Deleboë Sylv. Prax. Med. Append. Tract. 6. pag. 757. Et l'on ne devra pas être surpris si notre préparation sympathique ne provoque pas infailliblement la sueur, ou si elle produit des effets funestes, dès qu'on l'administrera sans égard aux circonstances particulieres, & à l'état de différente plénitude des malades. . . . . *Non est quidem bonum signum non prodire sudorem, assumpto sudorifico satis potente & hactenus pro indicante habendum, vel humores in corpore non esse aptos ac dispositos, ut per sudorem expellantur.....* Deleboë Sylv. ibid.

Concluons donc qu'il faut des préparations plus ou moins captivantes, avant d'employer des sudorifiques; qu'après leur action de nouvelles servitudes deviennent nécessaires, telle qu'est celle de ne pas s'exposer à l'air froid capable d'appeller des maladies plus dangereuses & plus aiguës que les rhumatismes; qu'il convient enfin d'avoir des attentions sur le régime, qui doit être humectant, tempérant, & composé d'alimens faciles à digérer. Je ne désignerai aucune méthode particuliere, Messieurs mes Collégues la régleront toujours avec sagesse; il me suffit d'obliger le Public, dont le soulagement seul fait mon unique occupation. Si le remède que je lui communique remplit son attente, je suis plus que reconnu & récompensé de ma candeur à son égard : si les événemens deviennent inégaux, j'aurai au moins la satisfaction de lui éviter les dépenses d'un remède qui ne lui eût pas été plus heureux, sans prétendre critiquer les additions de M. Maurain, sur lesquelles (s'il en est réellement quelqu'une) on observera de consulter encore pendant quelque tems l'expérience.

J'aurois pu communiquer plutôt la composition de notre Poudre sympathique, si je n'eusse appréhendé de rendre son usage dangereux, par le défaut d'explication capable de prévenir les abus funestes qu'un simple exposé procureroit infailliblement parmi des gens qui n'en connoîtroient pas les conséquences. C'est pourquoi la plupart des meilleurs remèdes dans les

les premiers tems de leur application, ſe ſont trouvés contrebalancés par des événemens fort contraires, juſqu'à ce que les lumieres de la Médecine en euſſent fait un ſage diſcernement.

NOTA. J'ai trouvé extraordinaire de me voir cité dans une Lettre, qui vient de paroître au nom de M. *Dionis*, un de mes Collégues, qui a d'autant plus de droit ſur mon amitié, qu'il a reçu de ma main le bonnet de Docteur en 1738. après un Diſcours de Veſpérie que je lui ai prononcé, *en forme de Conſeils*, * le 10. Septem-

---

* Porrò, mi Doctorande, cuique arti quæ in veri inveſtigatione verſatur, ſuus eſt labor, qui ut Medico præcipuè proſit, & ad Civium utilitatem valeat, continuò charitate regendus. . . .

Dic ergò ſapientiæ : Soror mea es, & prudentiam voca amicam tuam. . . . . .

Apage ergò, mi Licentiate, iſtam gloriæ aviditatem, quæ timida res eſt, vana, ventoſa, nullum habens terminum; tam

bre de la même année. Ce Discours est dans le premier Volume de mes Consultations, page 438. Il est étonnant qu'il ait parlé de cette Observation, pendant qu'elle étoit encore sous presse ; & l'on s'appercevra facilement que sur quelque faux rapport il a laissé surprendre sa bonne foi & sa modestie, qu'on lui sçait être si naturelles.

sollicita ne quemquam ante se videat ; quàm de se laborat invidiâ. . . . .

Quisquis fidem exuit, hic quoque suæ famæ contemptor id unum agit, ut pro suâ infidelitate, hunc aut illum pergat evertere. . . .

Nemini invidendum, bonis scilicet, quod prosperâ fortunâ digni sint, malis quia in eâdem malè vivunt. . . . *Consultations de Médecine, Tome I. pages* 442, 445, 449, 453. Orat. pro Vesperils. *M. Dionis.*

✱✱✱✱✱✱✱✱✱✱✱✱✱✱✱✱✱✱✱✱

APPROBATION de la Faculté de Médecine de Paris.

NOUS, Docteurs-Régens de la Faculté de Médecine en l'Université de Paris, avons, par son ordre, lû avec attention un Manuscrit intitulé, *Observation de Médecine, sur un Reméde contre le Rhumatisme simple ou gouteux, &c. avec la description de ce Reméde, & les précautions nécessaires pour son usage;* & nous croyons qu'il mérite d'être imprimé. On ne sçauroit assez louer *la candeur* avec laquelle M. *le Thieullier* cherche à rendre publique la préparation d'un Reméde, dont on faisoit depuis long-tems un secret. Les précautions qu'il recommande avant & pendant l'usage de ce Reméde sont très-sages & fondées sur les principes les plus sûrs de la bonne Médecine. Mais nous admirons surtout *la prudence* de M. *le Thieullier*, de ne se point rendre garant du succès du Reméde, & de ne point entreprendre d'expliquer l'effet qu'on lui attribue. Les nouvelles expériences ſur l'Electricité doivent avoir appris à tous les Phyſiciens, combien il faut être réſervé, quand il s'agit de prononcer ſur la poſſibilité, ou l'impoſſibilité d'un fait, ou quand il s'agit de l'expliquer. A Paris, ce 22. Mai 1746.

MARTINENQ, Doyen des Profeſſeurs en toutes les parties de la Médecine.

ASTRUC, Conſeiller du Roi, Médecin Conſultant de Sa Majeſté, Lecteur & Profeſſeur Royal, &c.

DE VANDENESSE.

VU l'Approbation ci-deſſus, je conſens, pour la Faculté, que la Diſſertation de M. Louis-Jean le Thieullier ſoit imprimée. A Paris, ce 9 Juin 1746.

Signé, G. J. DE LEPINE, Doyen.

Approbation du Cenſeur Royal.

J'AI lu, par ordre de Monſeigneur le Chancelier, un Manuſcrit intitulé, *Obſervation de Médecine, ſur un Reméde ſympathique contre le Rhumatiſ-*

me simple ou gouteux, &c. avec la description de ce Reméde, & les précautions nécessaires pour son usage; par M. Louis-Jean le Thieullier, Docteur-Régent de la Faculté de Médecine en l'Université de Paris. Il est digne *du bon Citoyen & du sçavant Médecin*, puisque, non-seulement il fait part au Public d'une Composition qui avoit été jusqu'à présent secrette, mais qu'il prévient, par des remarques pratiques, les abus presque toujours inséparables d'un simple exposé, surtout quand il s'agit de procurer & de régler des évacuations critiques; ainsi je juge cet Ouvrage très digne de l'impression. A Paris, ce 5. Juin 1746.

Signé, CASAMAJOR.

PRIVILEGE DU ROI.

LOUIS, PAR LA GRACE DE DIEU, ROI DE FRANCE ET DE NAVARRE, A nos amés & feaux Conseillers les Gens tenans nos Cours de Parlement, Maîtres des Requêtes ordinaires de notre Hôtel, Grand-Conseil, Prevôt de Paris, Baillifs, Sénéchaux, leurs Lieutenans Civils, &

autres nos Justiciers qu'il appartiendra ; SALUT : Notre amé PIERRE-MICHEL HUART, Imprimeur-Libraire de notre très-cher Fils le Dauphin de France, Ancien Adjoint de sa Communauté, Nous a fait exposer qu'il desireroit faire imprimer & donner au Public un Ouvrage qui a pour titre : *Observation de Médecine sur un Reméde sympathique contre le Rhumatisme, par Me Louis-Jean le Thieullier*, s'il Nous plaisoit lui accorder nos Lettres de Permission pour ce nécessaires ; A CES CAUSES, voulant favorablement traiter l'Exposant, Nous lui avons permis & permettons par ces Présentes de faire imprimer ledit Ouvrage en un ou plusieurs volumes, & autant de fois que bon lui semblera, & de le vendre, faire vendre & débiter par tout notre Royaume, pendant le tems de trois années consécutives, à compter du jour de la date d'icelles. Faisons défenses à tous Libraires, Imprimeurs, & autres personnes, de quelque qualité & condition qu'elles soient, d'en introduire d'impression étrangere dans aucun lieu de notre obéissance : à la charge que ces Présentes seront enregistrées tout au long sur le Registre de la Communauté des Libraires & Imprimeurs de Paris, dans trois mois de la date d'icelles ; que l'impression dudit Ouvrage sera faite dans notre Royaume, & non ailleurs, en bon papier & beaux caracteres, conformément à la feuille imprimée, attachée pour modéle sous le contre-scel des Présentes, que l'Impétrant se conformera en tout aux Réglemens de la Librairie, & notamment à celui du 10 Avril 1725. qu'avant de l'exposer en vente, le Manuscrit qui aura servi de Copie à l'impression dudit Ouvrage sera remis dans le même état où l'Approbation y aura été donnée, ès mains de notre très-cher & féal Chevalier, le Sieur d'Aguesseau, Chancelier de France, Commandeur de nos Ordres, & qu'il en sera ensuite remis deux Exemplaires dans notre Bibliothéque publique; un dans celle de notre Château du Louvre, & un dans celle de notredit très-cher & féal Chevalier, le Sieur d'Aguesseau, Chancelier de France, le tout à peine de nullité desdites Présentes, du contenu desquelles vous mandons & enjoignons de faire jouir l'Exposant, ou ses ayans causes, pleinement & paisiblement, sans souffrir qu'il leur soit fait aucun trouble ou empêchement. Voulons qu'à la Copie desdites Présentes, qui sera imprimée tout au long au commencement ou à la fin dudit Ouvrage foi soit ajoutée comme à l'Original : Commandons au Premier notre Huissier ou Sergent sur ce requis, de faire pour l'éxécution d'icelles, tous Actes requis & nécessaires, sans demander autre permission, & nonobstant clameur de Haro, Charte Normande, & Lettres à ce contraires : CAR tel est notre plaisir. DONNÉ à Versailles, le vingt-troisiéme jour du mois de Juin, l'an de grace mil ſept cent quarante-ſix, & de notre Régne le trente-uniéme.

Par le Roi en ſon Conſeil.

Signé SAINSON.

Regiſtré ſur le Regiſtre XI. de la Chambre Royale des Libraires & Imprimeurs de Paris, N. 249. fol. 574. conformément aux anciens Réglemens, confirmés par celui du 28. Février 1723. A Paris, le premier Juillet 1746.

Signé, VINCENT, Syndic.

APPROBATION.

APPROBATION.

J'Ai lu par ordre de Monſeigneur le Chancelier, une *Obſervation de Médecine ſur un Remède ſymphatique contre le Rhumatiſme ſimple ou gouteux, &c. avec la deſcription de ce Remède, & les précautions néceſſaires pour ſon uſage, par Monſieur* Louis-Jean Le Thieullier, *Docteur Régent de la Faculté de Médecine en l'Univerſité de Paris.* Je juge, ainſi que M. Caſamajor, qui a donné à la premiere Edition les éloges qu'elle mérite, que le Public en verra la ſeconde avec plaiſir. Ce 26 Juillet 1749.

Signé, POISSONNIER.

PRIVILEGE DU ROI.

LOUIS, PAR LA GRACE DE DIEU, ROI DE FRANCE ET DE NAVARRE, A nos amez & féaux Conſeillers les Gens tenans nos Cours de Parlement, Maîtres des Requêtes ordinaires de notre Hôtel, Grand-Conſeil,

Prevôt de Paris, Baillis, Sénéchaux, leurs Lieutenans Civils & autres nos Justiciers qu'il appartiendra ; SALUT : Notre amé *** Nous a fait exposer qu'il desireroit imprimer & donner au public un Livre qui a pour titre : *Observation de Médecine sur un Remède Sympathique contre le Rhumatisme simple ou gouteux, avec la Description de ce Remède, &c.* s'il Nous plaisoit lui accorder nos Lettres de Permission pour ce nécessaires. A CES CAUSES, voulant favorablement traiter l'Exposant, Nous lui avons permis & permettons par ces Présentes, de faire imprimer ledit Ouvrage en un ou plusieurs volumes, autant de fois que bon lui semblera, & de le vendre, faire vendre & débiter par tout notre Royaume, pendant le tems de trois années consécutives, à compter du jour de la date d'icelles. Faisons défenses à tous Libraires, Imprimeurs, & autres personnes, de quel que qualité & conditon qu'elles soient, d'en introduire d'impression étrangère dans aucun lieu de notre obéissance, à la charge que ces Présentes seront enregistrées tout au long sur le Registre de la Communauté des Libraires & Imprimeurs de Paris, dans trois mois de la date d'icelles ; que l'impression dudit Ouvrage sera faite dans notre Royaume, & non ailleurs, en bon papier & beaux caractères, conformément à la feuille imprimée & attachée pour modéle sous le Contre-scel desdites Présentes ; que l'Impétrant se conformera en tout aux Réglemens de la Librairie, & notamment à celui du 10 Avril 1725, qu'avant de l'exposer en vente, le Manuscrit qui aura servi de Copie à l'impression dudit Ouvrage, sera remis dans le même état où l'approbation y aura été donnée, ès mains de notre très-cher & féal Chevalier le Sieur DAGUESSEAU, Chancelier de France, Commandeur de nos Ordres, & qu'il en sera ensuite remis deux Exemplaires dans notre Bibliothéque publique, un dans celle de notre Château du Louvre, & un dans celle de notredit très-cher & féal Chevalier le Sieur DAGUESSEAU, Chancelier de France: le tout à peine de nullité desdites Présentes. Du contenu desquelles vous mandons & enjoignons de faire jouir ledit Exposant & ses ayans causes, pleinement & paisiblement, sans souffrir qu'il leur soit fait aucun trouble ou empêchement. Voulons qu'à la Copie des Présentes, qui sera imprimée tout au long au commencement ou à la fin dudit Ouvrage, foi soit ajoûtée comme à l'Original: Commandons au premier notre Huissier ou Sergent sur ce requis, de faire pour l'éxécution d'icelles tous actes requis & nécessaires, sans demander autre permission, & nonobstant clameur de Haro, Charte Normande, & Lettres à ce contraires: CAR tel est notre plaisir. DONNE' à Paris, le trentiéme jour du mois d'Août, l'an de grace mil sept cent quarante-neuf, & de notre Regne le trente-quatriéme. Par le Roi en son Conseil.

Signé, SAINSON.

Registré sur le Registre XII. de la Chambre Royale des Libraires & Imprimeurs de Paris, N°. 224. fol. 206. conformément aux anciens Réglemens confirmés par celui du 28 Février 1723. A Paris le deux Septembre mil sept cent quarante-neuf.

Signé, G. CAVELIER, Syndic.

www.ingramcontent.com/pod-product-compliance
Lightning Source LLC
LaVergne TN
LVHW012009160826
845678LV00002B/731